Walking Log

Name _____

Phone _____

DATE	TIME	LOCATION	DISTANCE	STEPS	I FEEL
					😀 🙂 😕 😣 😢
					😀 🙂 😕 😣 😢
					😀 🙂 😕 😣 😢
					😀 🙂 😕 😣 😢
					😀 🙂 😕 😣 😢
					😀 🙂 😕 😣 😢
					😀 🙂 😕 😣 😢
					😀 🙂 😕 😣 😢
					😀 🙂 😕 😣 😢
					😀 🙂 😕 😣 😢
					😀 🙂 😕 😣 😢
					😀 🙂 😕 😣 😢
					😀 🙂 😕 😣 😢
					😀 🙂 😕 😣 😢
					😀 🙂 😕 😣 😢
					😀 🙂 😕 😣 😢
					😀 🙂 😕 😣 😢

NOTE

Walking Log

DATE	TIME	LOCATION	DISTANCE	STEPS	I FEEL
					😊 🙂 😐 😣 😢
					😊 🙂 😐 😣 😢
					😊 🙂 😐 😣 😢
					😊 🙂 😐 😣 😢
					😊 🙂 😐 😣 😢
					😊 🙂 😐 😣 😢
					😊 🙂 😐 😣 😢
					😊 🙂 😐 😣 😢
					😊 🙂 😐 😣 😢
					😊 🙂 😐 😣 😢
					😊 🙂 😐 😣 😢
					😊 🙂 😐 😣 😢
					😊 🙂 😐 😣 😢
					😊 🙂 😐 😣 😢
					😊 🙂 😐 😣 😢
					😊 🙂 😐 😣 😢
					😊 🙂 😐 😣 😢

NOTE

DATE	TIME	LOCATION	DISTANCE	STEPS	I FEEL
					☺ ☻ ☹ ☠ 😷
					☺ ☻ ☹ ☠ 😷
					☺ ☻ ☹ ☠ 😷
					☺ ☻ ☹ ☠ 😷
					☺ ☻ ☹ ☠ 😷
					☺ ☻ ☹ ☠ 😷
					☺ ☻ ☹ ☠ 😷
					☺ ☻ ☹ ☠ 😷
					☺ ☻ ☹ ☠ 😷
					☺ ☻ ☹ ☠ 😷
					☺ ☻ ☹ ☠ 😷
					☺ ☻ ☹ ☠ 😷
					☺ ☻ ☹ ☠ 😷
					☺ ☻ ☹ ☠ 😷
					☺ ☻ ☹ ☠ 😷
					☺ ☻ ☹ ☠ 😷
					☺ ☻ ☹ ☠ 😷

NOTE

DATE	TIME	LOCATION	DISTANCE	STEPS	I FEEL
					☺ ☻ ☹ 😠 😣
					☺ ☻ ☹ 😠 😣
					☺ ☻ ☹ 😠 😣
					☺ ☻ ☹ 😠 😣
					☺ ☻ ☹ 😠 😣
					☺ ☻ ☹ 😠 😣
					☺ ☻ ☹ 😠 😣
					☺ ☻ ☹ 😠 😣
					☺ ☻ ☹ 😠 😣
					☺ ☻ ☹ 😠 😣
					☺ ☻ ☹ 😠 😣
					☺ ☻ ☹ 😠 😣
					☺ ☻ ☹ 😠 😣
					☺ ☻ ☹ 😠 😣
					☺ ☻ ☹ 😠 😣
					☺ ☻ ☹ 😠 😣
					☺ ☻ ☹ 😠 😣

NOTE

Walking Log

DATE	TIME	LOCATION	DISTANCE	STEPS	I FEEL
					😊 😐 😣 😠 😤
					😊 😐 😣 😠 😤
					😊 😐 😣 😠 😤
					😊 😐 😣 😠 😤
					😊 😐 😣 😠 😤
					😊 😐 😣 😠 😤
					😊 😐 😣 😠 😤
					😊 😐 😣 😠 😤
					😊 😐 😣 😠 😤
					😊 😐 😣 😠 😤
					😊 😐 😣 😠 😤
					😊 😐 😣 😠 😤
					😊 😐 😣 😠 😤
					😊 😐 😣 😠 😤
					😊 😐 😣 😠 😤
					😊 😐 😣 😠 😤
					😊 😐 😣 😠 😤

NOTE

Walking Log

DATE	TIME	LOCATION	DISTANCE	STEPS	I FEEL
					😀 🙂 😐 😟 😣
					😀 🙂 😐 😟 😣
					😀 🙂 😐 😟 😣
					😀 🙂 😐 😟 😣
					😀 🙂 😐 😟 😣
					😀 🙂 😐 😟 😣
					😀 🙂 😐 😟 😣
					😀 🙂 😐 😟 😣
					😀 🙂 😐 😟 😣
					😀 🙂 😐 😟 😣
					😀 🙂 😐 😟 😣
					😀 🙂 😐 😟 😣
					😀 🙂 😐 😟 😣
					😀 🙂 😐 😟 😣
					😀 🙂 😐 😟 😣
					😀 🙂 😐 😟 😣
					😀 🙂 😐 😟 😣
					😀 🙂 😐 😟 😣

NOTE

DATE	TIME	LOCATION	DISTANCE	STEPS	I FEEL
					😊 😐 😔 😠 😢
					😊 😐 😔 😠 😢
					😊 😐 😔 😠 😢
					😊 😐 😔 😠 😢
					😊 😐 😔 😠 😢
					😊 😐 😔 😠 😢
					😊 😐 😔 😠 😢
					😊 😐 😔 😠 😢
					😊 😐 😔 😠 😢
					😊 😐 😔 😠 😢
					😊 😐 😔 😠 😢
					😊 😐 😔 😠 😢
					😊 😐 😔 😠 😢
					😊 😐 😔 😠 😢
					😊 😐 😔 😠 😢
					😊 😐 😔 😠 😢
					😊 😐 😔 😠 😢

NOTE

Walking Log

DATE	TIME	LOCATION	DISTANCE	STEPS	I FEEL
					😊 🙂 😐 😟 😖
					😊 🙂 😐 😟 😖
					😊 🙂 😐 😟 😖
					😊 🙂 😐 😟 😖
					😊 🙂 😐 😟 😖
					😊 🙂 😐 😟 😖
					😊 🙂 😐 😟 😖
					😊 🙂 😐 😟 😖
					😊 🙂 😐 😟 😖
					😊 🙂 😐 😟 😖
					😊 🙂 😐 😟 😖
					😊 🙂 😐 😟 😖
					😊 🙂 😐 😟 😖
					😊 🙂 😐 😟 😖
					😊 🙂 😐 😟 😖
					😊 🙂 😐 😟 😖
					😊 🙂 😐 😟 😖
					😊 🙂 😐 😟 😖

NOTE

DATE	TIME	LOCATION	DISTANCE	STEPS	I FEEL
					☺ ☺ ☺ ☺ ☺
					☺ ☺ ☺ ☺ ☺
					☺ ☺ ☺ ☺ ☺
					☺ ☺ ☺ ☺ ☺
					☺ ☺ ☺ ☺ ☺
					☺ ☺ ☺ ☺ ☺
					☺ ☺ ☺ ☺ ☺
					☺ ☺ ☺ ☺ ☺
					☺ ☺ ☺ ☺ ☺
					☺ ☺ ☺ ☺ ☺
					☺ ☺ ☺ ☺ ☺
					☺ ☺ ☺ ☺ ☺
					☺ ☺ ☺ ☺ ☺
					☺ ☺ ☺ ☺ ☺
					☺ ☺ ☺ ☺ ☺
					☺ ☺ ☺ ☺ ☺
					☺ ☺ ☺ ☺ ☺

NOTE

Walking Log

DATE	TIME	LOCATION	DISTANCE	STEPS	I FEEL
					😊 😐 😟 😣 😫
					😊 😐 😟 😣 😫
					😊 😐 😟 😣 😫
					😊 😐 😟 😣 😫
					😊 😐 😟 😣 😫
					😊 😐 😟 😣 😫
					😊 😐 😟 😣 😫
					😊 😐 😟 😣 😫
					😊 😐 😟 😣 😫
					😊 😐 😟 😣 😫
					😊 😐 😟 😣 😫
					😊 😐 😟 😣 😫
					😊 😐 😟 😣 😫
					😊 😐 😟 😣 😫
					😊 😐 😟 😣 😫
					😊 😐 😟 😣 😫
					😊 😐 😟 😣 😫

NOTE

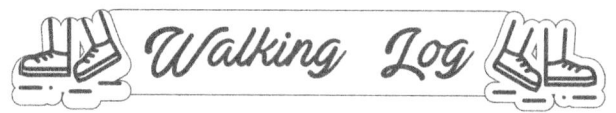

DATE	TIME	LOCATION	DISTANCE	STEPS	I FEEL
					😊 😐 😔 😣 😵
					😊 😐 😔 😣 😵
					😊 😐 😔 😣 😵
					😊 😐 😔 😣 😵
					😊 😐 😔 😣 😵
					😊 😐 😔 😣 😵
					😊 😐 😔 😣 😵
					😊 😐 😔 😣 😵
					😊 😐 😔 😣 😵
					😊 😐 😔 😣 😵
					😊 😐 😔 😣 😵
					😊 😐 😔 😣 😵
					😊 😐 😔 😣 😵
					😊 😐 😔 😣 😵
					😊 😐 😔 😣 😵
					😊 😐 😔 😣 😵
					😊 😐 😔 😣 😵

NOTE

Walking Log

DATE	TIME	LOCATION	DISTANCE	STEPS	I FEEL
					😀 🙂 😐 😟 😢
					😀 🙂 😐 😟 😢
					😀 🙂 😐 😟 😢
					😀 🙂 😐 😟 😢
					😀 🙂 😐 😟 😢
					😀 🙂 😐 😟 😢
					😀 🙂 😐 😟 😢
					😀 🙂 😐 😟 😢
					😀 🙂 😐 😟 😢
					😀 🙂 😐 😟 😢
					😀 🙂 😐 😟 😢
					😀 🙂 😐 😟 😢
					😀 🙂 😐 😟 😢
					😀 🙂 😐 😟 😢
					😀 🙂 😐 😟 😢
					😀 🙂 😐 😟 😢
					😀 🙂 😐 😟 😢

NOTE

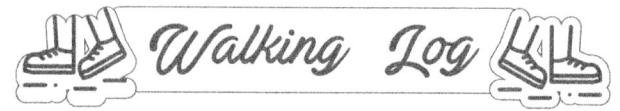

Walking Log

DATE	TIME	LOCATION	DISTANCE	STEPS	I FEEL
					😊 🙂 😐 😟 😢
					😊 🙂 😐 😟 😢
					😊 🙂 😐 😟 😢
					😊 🙂 😐 😟 😢
					😊 🙂 😐 😟 😢
					😊 🙂 😐 😟 😢
					😊 🙂 😐 😟 😢
					😊 🙂 😐 😟 😢
					😊 🙂 😐 😟 😢
					😊 🙂 😐 😟 😢
					😊 🙂 😐 😟 😢
					😊 🙂 😐 😟 😢
					😊 🙂 😐 😟 😢
					😊 🙂 😐 😟 😢
					😊 🙂 😐 😟 😢
					😊 🙂 😐 😟 😢
					😊 🙂 😐 😟 😢

NOTE

Walking Log

DATE	TIME	LOCATION	DISTANCE	STEPS	I FEEL
					😊 🙂 😐 😟 😢
					😊 🙂 😐 😟 😢
					😊 🙂 😐 😟 😢
					😊 🙂 😐 😟 😢
					😊 🙂 😐 😟 😢
					😊 🙂 😐 😟 😢
					😊 🙂 😐 😟 😢
					😊 🙂 😐 😟 😢
					😊 🙂 😐 😟 😢
					😊 🙂 😐 😟 😢
					😊 🙂 😐 😟 😢
					😊 🙂 😐 😟 😢
					😊 🙂 😐 😟 😢
					😊 🙂 😐 😟 😢
					😊 🙂 😐 😟 😢
					😊 🙂 😐 😟 😢
					😊 🙂 😐 😟 😢

NOTE

Walking Log

DATE	TIME	LOCATION	DISTANCE	STEPS	I FEEL
					😊 🙂 😐 😟 😢
					😊 🙂 😐 😟 😢
					😊 🙂 😐 😟 😢
					😊 🙂 😐 😟 😢
					😊 🙂 😐 😟 😢
					😊 🙂 😐 😟 😢
					😊 🙂 😐 😟 😢
					😊 🙂 😐 😟 😢
					😊 🙂 😐 😟 😢
					😊 🙂 😐 😟 😢
					😊 🙂 😐 😟 😢
					😊 🙂 😐 😟 😢
					😊 🙂 😐 😟 😢
					😊 🙂 😐 😟 😢
					😊 🙂 😐 😟 😢
					😊 🙂 😐 😟 😢
					😊 🙂 😐 😟 😢

NOTE

Walking Log

DATE	TIME	LOCATION	DISTANCE	STEPS	I FEEL
					😊 🙂 😐 😟 😣
					😊 🙂 😐 😟 😣
					😊 🙂 😐 😟 😣
					😊 🙂 😐 😟 😣
					😊 🙂 😐 😟 😣
					😊 🙂 😐 😟 😣
					😊 🙂 😐 😟 😣
					😊 🙂 😐 😟 😣
					😊 🙂 😐 😟 😣
					😊 🙂 😐 😟 😣
					😊 🙂 😐 😟 😣
					😊 🙂 😐 😟 😣
					😊 🙂 😐 😟 😣
					😊 🙂 😐 😟 😣
					😊 🙂 😐 😟 😣
					😊 🙂 😐 😟 😣
					😊 🙂 😐 😟 😣

NOTE

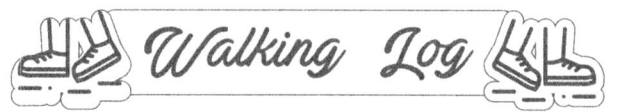

Walking Log

DATE	TIME	LOCATION	DISTANCE	STEPS	I FEEL
					😊 🙂 😐 😟 😠
					😊 🙂 😐 😟 😠
					😊 🙂 😐 😟 😠
					😊 🙂 😐 😟 😠
					😊 🙂 😐 😟 😠
					😊 🙂 😐 😟 😠
					😊 🙂 😐 😟 😠
					😊 🙂 😐 😟 😠
					😊 🙂 😐 😟 😠
					😊 🙂 😐 😟 😠
					😊 🙂 😐 😟 😠
					😊 🙂 😐 😟 😠
					😊 🙂 😐 😟 😠
					😊 🙂 😐 😟 😠
					😊 🙂 😐 😟 😠
					😊 🙂 😐 😟 😠
					😊 🙂 😐 😟 😠

NOTE

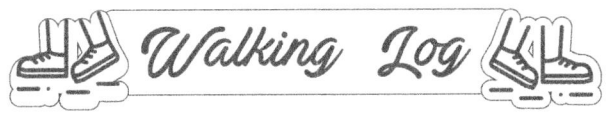

Walking Log

DATE	TIME	LOCATION	DISTANCE	STEPS	I FEEL
					😊 🙂 😐 😣 😢
					😊 🙂 😐 😣 😢
					😊 🙂 😐 😣 😢
					😊 🙂 😐 😣 😢
					😊 🙂 😐 😣 😢
					😊 🙂 😐 😣 😢
					😊 🙂 😐 😣 😢
					😊 🙂 😐 😣 😢
					😊 🙂 😐 😣 😢
					😊 🙂 😐 😣 😢
					😊 🙂 😐 😣 😢
					😊 🙂 😐 😣 😢
					😊 🙂 😐 😣 😢
					😊 🙂 😐 😣 😢
					😊 🙂 😐 😣 😢
					😊 🙂 😐 😣 😢
					😊 🙂 😐 😣 😢

NOTE

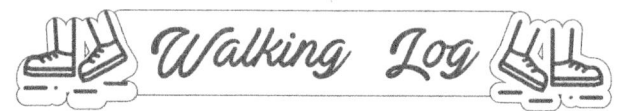

Walking Log

DATE	TIME	LOCATION	DISTANCE	STEPS	I FEEL
					😊 🙂 😐 ☹️ 😫
					😊 🙂 😐 ☹️ 😫
					😊 🙂 😐 ☹️ 😫
					😊 🙂 😐 ☹️ 😫
					😊 🙂 😐 ☹️ 😫
					😊 🙂 😐 ☹️ 😫
					😊 🙂 😐 ☹️ 😫
					😊 🙂 😐 ☹️ 😫
					😊 🙂 😐 ☹️ 😫
					😊 🙂 😐 ☹️ 😫
					😊 🙂 😐 ☹️ 😫
					😊 🙂 😐 ☹️ 😫
					😊 🙂 😐 ☹️ 😫
					😊 🙂 😐 ☹️ 😫
					😊 🙂 😐 ☹️ 😫
					😊 🙂 😐 ☹️ 😫
					😊 🙂 😐 ☹️ 😫
					😊 🙂 😐 ☹️ 😫

NOTE

Walking Log

DATE	TIME	LOCATION	DISTANCE	STEPS	I FEEL
					😊 😐 😟 😣 😭
					😊 😐 😟 😣 😭
					😊 😐 😟 😣 😭
					😊 😐 😟 😣 😭
					😊 😐 😟 😣 😭
					😊 😐 😟 😣 😭
					😊 😐 😟 😣 😭
					😊 😐 😟 😣 😭
					😊 😐 😟 😣 😭
					😊 😐 😟 😣 😭
					😊 😐 😟 😣 😭
					😊 😐 😟 😣 😭
					😊 😐 😟 😣 😭
					😊 😐 😟 😣 😭
					😊 😐 😟 😣 😭
					😊 😐 😟 😣 😭

NOTE

Walking Log

DATE	TIME	LOCATION	DISTANCE	STEPS	I FEEL
					😊 🙂 😐 😟 😣
					😊 🙂 😐 😟 😣
					😊 🙂 😐 😟 😣
					😊 🙂 😐 😟 😣
					😊 🙂 😐 😟 😣
					😊 🙂 😐 😟 😣
					😊 🙂 😐 😟 😣
					😊 🙂 😐 😟 😣
					😊 🙂 😐 😟 😣
					😊 🙂 😐 😟 😣
					😊 🙂 😐 😟 😣
					😊 🙂 😐 😟 😣
					😊 🙂 😐 😟 😣
					😊 🙂 😐 😟 😣
					😊 🙂 😐 😟 😣
					😊 🙂 😐 😟 😣
					😊 🙂 😐 😟 😣

NOTE

DATE	TIME	LOCATION	DISTANCE	STEPS	I FEEL
					☺ ☺ ☺ ☹ ☹
					☺ ☺ ☺ ☹ ☹
					☺ ☺ ☺ ☹ ☹
					☺ ☺ ☺ ☹ ☹
					☺ ☺ ☺ ☹ ☹
					☺ ☺ ☺ ☹ ☹
					☺ ☺ ☺ ☹ ☹
					☺ ☺ ☺ ☹ ☹
					☺ ☺ ☺ ☹ ☹
					☺ ☺ ☺ ☹ ☹
					☺ ☺ ☺ ☹ ☹
					☺ ☺ ☺ ☹ ☹
					☺ ☺ ☺ ☹ ☹
					☺ ☺ ☺ ☹ ☹
					☺ ☺ ☺ ☹ ☹
					☺ ☺ ☺ ☹ ☹
					☺ ☺ ☺ ☹ ☹

NOTE

DATE	TIME	LOCATION	DISTANCE	STEPS	I FEEL
					😊 😐 😟 😣 😥
					😊 😐 😟 😣 😥
					😊 😐 😟 😣 😥
					😊 😐 😟 😣 😥
					😊 😐 😟 😣 😥
					😊 😐 😟 😣 😥
					😊 😐 😟 😣 😥
					😊 😐 😟 😣 😥
					😊 😐 😟 😣 😥
					😊 😐 😟 😣 😥
					😊 😐 😟 😣 😥
					😊 😐 😟 😣 😥
					😊 😐 😟 😣 😥
					😊 😐 😟 😣 😥
					😊 😐 😟 😣 😥
					😊 😐 😟 😣 😥
					😊 😐 😟 😣 😥

NOTE

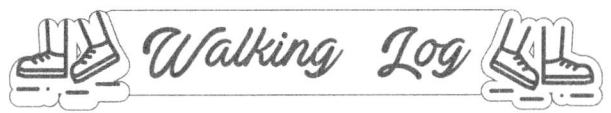

Walking Log

DATE	TIME	LOCATION	DISTANCE	STEPS	I FEEL
					😊 🙂 😐 😣 😢
					😊 🙂 😐 😣 😢
					😊 🙂 😐 😣 😢
					😊 🙂 😐 😣 😢
					😊 🙂 😐 😣 😢
					😊 🙂 😐 😣 😢
					😊 🙂 😐 😣 😢
					😊 🙂 😐 😣 😢
					😊 🙂 😐 😣 😢
					😊 🙂 😐 😣 😢
					😊 🙂 😐 😣 😢
					😊 🙂 😐 😣 😢
					😊 🙂 😐 😣 😢
					😊 🙂 😐 😣 😢
					😊 🙂 😐 😣 😢
					😊 🙂 😐 😣 😢
					😊 🙂 😐 😣 😢

NOTE

Walking Log

DATE	TIME	LOCATION	DISTANCE	STEPS	I FEEL
					😊 😐 😩 😫 😢
					😊 😐 😩 😫 😢
					😊 😐 😩 😫 😢
					😊 😐 😩 😫 😢
					😊 😐 😩 😫 😢
					😊 😐 😩 😫 😢
					😊 😐 😩 😫 😢
					😊 😐 😩 😫 😢
					😊 😐 😩 😫 😢
					😊 😐 😩 😫 😢
					😊 😐 😩 😫 😢
					😊 😐 😩 😫 😢
					😊 😐 😩 😫 😢
					😊 😐 😩 😫 😢
					😊 😐 😩 😫 😢
					😊 😐 😩 😫 😢
					😊 😐 😩 😫 😢

NOTE

Walking Log

DATE	TIME	LOCATION	DISTANCE	STEPS	I FEEL
					😊 🙂 😐 ☹️ 😣
					😊 🙂 😐 ☹️ 😣
					😊 🙂 😐 ☹️ 😣
					😊 🙂 😐 ☹️ 😣
					😊 🙂 😐 ☹️ 😣
					😊 🙂 😐 ☹️ 😣
					😊 🙂 😐 ☹️ 😣
					😊 🙂 😐 ☹️ 😣
					😊 🙂 😐 ☹️ 😣
					😊 🙂 😐 ☹️ 😣
					😊 🙂 😐 ☹️ 😣
					😊 🙂 😐 ☹️ 😣
					😊 🙂 😐 ☹️ 😣
					😊 🙂 😐 ☹️ 😣
					😊 🙂 😐 ☹️ 😣
					😊 🙂 😐 ☹️ 😣
					😊 🙂 😐 ☹️ 😣

NOTE

Walking Log

DATE	TIME	LOCATION	DISTANCE	STEPS	I FEEL
					😊 🙂 😐 ☹️ 😣
					😊 🙂 😐 ☹️ 😣
					😊 🙂 😐 ☹️ 😣
					😊 🙂 😐 ☹️ 😣
					😊 🙂 😐 ☹️ 😣
					😊 🙂 😐 ☹️ 😣
					😊 🙂 😐 ☹️ 😣
					😊 🙂 😐 ☹️ 😣
					😊 🙂 😐 ☹️ 😣
					😊 🙂 😐 ☹️ 😣
					😊 🙂 😐 ☹️ 😣
					😊 🙂 😐 ☹️ 😣
					😊 🙂 😐 ☹️ 😣
					😊 🙂 😐 ☹️ 😣
					😊 🙂 😐 ☹️ 😣
					😊 🙂 😐 ☹️ 😣
					😊 🙂 😐 ☹️ 😣

NOTE

Walking Log

DATE	TIME	LOCATION	DISTANCE	STEPS	I FEEL
					☺ ☺ ☹ ☹ ☹
					☺ ☺ ☹ ☹ ☹
					☺ ☺ ☹ ☹ ☹
					☺ ☺ ☹ ☹ ☹
					☺ ☺ ☹ ☹ ☹
					☺ ☺ ☹ ☹ ☹
					☺ ☺ ☹ ☹ ☹
					☺ ☺ ☹ ☹ ☹
					☺ ☺ ☹ ☹ ☹
					☺ ☺ ☹ ☹ ☹
					☺ ☺ ☹ ☹ ☹
					☺ ☺ ☹ ☹ ☹
					☺ ☺ ☹ ☹ ☹
					☺ ☺ ☹ ☹ ☹
					☺ ☺ ☹ ☹ ☹
					☺ ☺ ☹ ☹ ☹
					☺ ☺ ☹ ☹ ☹

NOTE

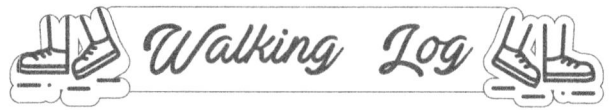

Walking Log

DATE	TIME	LOCATION	DISTANCE	STEPS	I FEEL
					😊 🙂 😐 😣 😠
					😊 🙂 😐 😣 😠
					😊 🙂 😐 😣 😠
					😊 🙂 😐 😣 😠
					😊 🙂 😐 😣 😠
					😊 🙂 😐 😣 😠
					😊 🙂 😐 😣 😠
					😊 🙂 😐 😣 😠
					😊 🙂 😐 😣 😠
					😊 🙂 😐 😣 😠
					😊 🙂 😐 😣 😠
					😊 🙂 😐 😣 😠
					😊 🙂 😐 😣 😠
					😊 🙂 😐 😣 😠
					😊 🙂 😐 😣 😠
					😊 🙂 😐 😣 😠
					😊 🙂 😐 😣 😠
					😊 🙂 😐 😣 😠

NOTE

Walking Log

DATE	TIME	LOCATION	DISTANCE	STEPS	I FEEL
					😀 🙂 😐 😟 😣
					😀 🙂 😐 😟 😣
					😀 🙂 😐 😟 😣
					😀 🙂 😐 😟 😣
					😀 🙂 😐 😟 😣
					😀 🙂 😐 😟 😣
					😀 🙂 😐 😟 😣
					😀 🙂 😐 😟 😣
					😀 🙂 😐 😟 😣
					😀 🙂 😐 😟 😣
					😀 🙂 😐 😟 😣
					😀 🙂 😐 😟 😣
					😀 🙂 😐 😟 😣
					😀 🙂 😐 😟 😣
					😀 🙂 😐 😟 😣
					😀 🙂 😐 😟 😣
					😀 🙂 😐 😟 😣

NOTE

DATE	TIME	LOCATION	DISTANCE	STEPS	I FEEL
					😀 😐 😔 😫 😢
					😀 😐 😔 😫 😢
					😀 😐 😔 😫 😢
					😀 😐 😔 😫 😢
					😀 😐 😔 😫 😢
					😀 😐 😔 😫 😢
					😀 😐 😔 😫 😢
					😀 😐 😔 😫 😢
					😀 😐 😔 😫 😢
					😀 😐 😔 😫 😢
					😀 😐 😔 😫 😢
					😀 😐 😔 😫 😢
					😀 😐 😔 😫 😢
					😀 😐 😔 😫 😢
					😀 😐 😔 😫 😢
					😀 😐 😔 😫 😢
					😀 😐 😔 😫 😢

NOTE

Walking Log

DATE	TIME	LOCATION	DISTANCE	STEPS	I FEEL
					😊 😐 😕 😣 😖
					😊 😐 😕 😣 😖
					😊 😐 😕 😣 😖
					😊 😐 😕 😣 😖
					😊 😐 😕 😣 😖
					😊 😐 😕 😣 😖
					😊 😐 😕 😣 😖
					😊 😐 😕 😣 😖
					😊 😐 😕 😣 😖
					😊 😐 😕 😣 😖
					😊 😐 😕 😣 😖
					😊 😐 😕 😣 😖
					😊 😐 😕 😣 😖
					😊 😐 😕 😣 😖
					😊 😐 😕 😣 😖
					😊 😐 😕 😣 😖
					😊 😐 😕 😣 😖

NOTE

DATE	TIME	LOCATION	DISTANCE	STEPS	I FEEL
					😀 🙂 😐 😟 😫
					😀 🙂 😐 😟 😫
					😀 🙂 😐 😟 😫
					😀 🙂 😐 😟 😫
					😀 🙂 😐 😟 😫
					😀 🙂 😐 😟 😫
					😀 🙂 😐 😟 😫
					😀 🙂 😐 😟 😫
					😀 🙂 😐 😟 😫
					😀 🙂 😐 😟 😫
					😀 🙂 😐 😟 😫
					😀 🙂 😐 😟 😫
					😀 🙂 😐 😟 😫
					😀 🙂 😐 😟 😫
					😀 🙂 😐 😟 😫
					😀 🙂 😐 😟 😫

NOTE

Walking Log

DATE	TIME	LOCATION	DISTANCE	STEPS	I FEEL
					😊 🙂 😐 😟 😣
					😊 🙂 😐 😟 😣
					😊 🙂 😐 😟 😣
					😊 🙂 😐 😟 😣
					😊 🙂 😐 😟 😣
					😊 🙂 😐 😟 😣
					😊 🙂 😐 😟 😣
					😊 🙂 😐 😟 😣
					😊 🙂 😐 😟 😣
					😊 🙂 😐 😟 😣
					😊 🙂 😐 😟 😣
					😊 🙂 😐 😟 😣
					😊 🙂 😐 😟 😣
					😊 🙂 😐 😟 😣
					😊 🙂 😐 😟 😣
					😊 🙂 😐 😟 😣
					😊 🙂 😐 😟 😣

NOTE

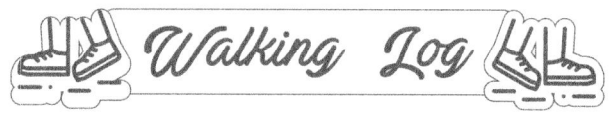

Walking Log

DATE	TIME	LOCATION	DISTANCE	STEPS	I FEEL
					😊 😐 😟 😠 😢
					😊 😐 😟 😠 😢
					😊 😐 😟 😠 😢
					😊 😐 😟 😠 😢
					😊 😐 😟 😠 😢
					😊 😐 😟 😠 😢
					😊 😐 😟 😠 😢
					😊 😐 😟 😠 😢
					😊 😐 😟 😠 😢
					😊 😐 😟 😠 😢
					😊 😐 😟 😠 😢
					😊 😐 😟 😠 😢
					😊 😐 😟 😠 😢
					😊 😐 😟 😠 😢
					😊 😐 😟 😠 😢
					😊 😐 😟 😠 😢
					😊 😐 😟 😠 😢

NOTE

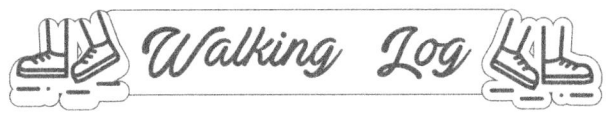

Walking Log

DATE	TIME	LOCATION	DISTANCE	STEPS	I FEEL
					😊 🙂 😕 😣 😢
					😊 🙂 😕 😣 😢
					😊 🙂 😕 😣 😢
					😊 🙂 😕 😣 😢
					😊 🙂 😕 😣 😢
					😊 🙂 😕 😣 😢
					😊 🙂 😕 😣 😢
					😊 🙂 😕 😣 😢
					😊 🙂 😕 😣 😢
					😊 🙂 😕 😣 😢
					😊 🙂 😕 😣 😢
					😊 🙂 😕 😣 😢
					😊 🙂 😕 😣 😢
					😊 🙂 😕 😣 😢
					😊 🙂 😕 😣 😢
					😊 🙂 😕 😣 😢
					😊 🙂 😕 😣 😢

NOTE

Walking Log

DATE	TIME	LOCATION	DISTANCE	STEPS	I FEEL
					😊 🙂 😐 😟 😢
					😊 🙂 😐 😟 😢
					😊 🙂 😐 😟 😢
					😊 🙂 😐 😟 😢
					😊 🙂 😐 😟 😢
					😊 🙂 😐 😟 😢
					😊 🙂 😐 😟 😢
					😊 🙂 😐 😟 😢
					😊 🙂 😐 😟 😢
					😊 🙂 😐 😟 😢
					😊 🙂 😐 😟 😢
					😊 🙂 😐 😟 😢
					😊 🙂 😐 😟 😢
					😊 🙂 😐 😟 😢
					😊 🙂 😐 😟 😢
					😊 🙂 😐 😟 😢
					😊 🙂 😐 😟 😢

NOTE

Walking Log

DATE	TIME	LOCATION	DISTANCE	STEPS	I FEEL
					😊 🙂 😐 😟 😣
					😊 🙂 😐 😟 😣
					😊 🙂 😐 😟 😣
					😊 🙂 😐 😟 😣
					😊 🙂 😐 😟 😣
					😊 🙂 😐 😟 😣
					😊 🙂 😐 😟 😣
					😊 🙂 😐 😟 😣
					😊 🙂 😐 😟 😣
					😊 🙂 😐 😟 😣
					😊 🙂 😐 😟 😣
					😊 🙂 😐 😟 😣
					😊 🙂 😐 😟 😣
					😊 🙂 😐 😟 😣
					😊 🙂 😐 😟 😣
					😊 🙂 😐 😟 😣
					😊 🙂 😐 😟 😣

NOTE

Walking Log

DATE	TIME	LOCATION	DISTANCE	STEPS	I FEEL
					😊 🙂 😐 ☹️ 😣
					😊 🙂 😐 ☹️ 😣
					😊 🙂 😐 ☹️ 😣
					😊 🙂 😐 ☹️ 😣
					😊 🙂 😐 ☹️ 😣
					😊 🙂 😐 ☹️ 😣
					😊 🙂 😐 ☹️ 😣
					😊 🙂 😐 ☹️ 😣
					😊 🙂 😐 ☹️ 😣
					😊 🙂 😐 ☹️ 😣
					😊 🙂 😐 ☹️ 😣
					😊 🙂 😐 ☹️ 😣
					😊 🙂 😐 ☹️ 😣
					😊 🙂 😐 ☹️ 😣
					😊 🙂 😐 ☹️ 😣
					😊 🙂 😐 ☹️ 😣

NOTE

DATE	TIME	LOCATION	DISTANCE	STEPS	I FEEL
					☺ ☻ ☹ 😠 😢
					☺ ☻ ☹ 😠 😢
					☺ ☻ ☹ 😠 😢
					☺ ☻ ☹ 😠 😢
					☺ ☻ ☹ 😠 😢
					☺ ☻ ☹ 😠 😢
					☺ ☻ ☹ 😠 😢
					☺ ☻ ☹ 😠 😢
					☺ ☻ ☹ 😠 😢
					☺ ☻ ☹ 😠 😢
					☺ ☻ ☹ 😠 😢
					☺ ☻ ☹ 😠 😢
					☺ ☻ ☹ 😠 😢
					☺ ☻ ☹ 😠 😢
					☺ ☻ ☹ 😠 😢
					☺ ☻ ☹ 😠 😢
					☺ ☻ ☹ 😠 😢

NOTE

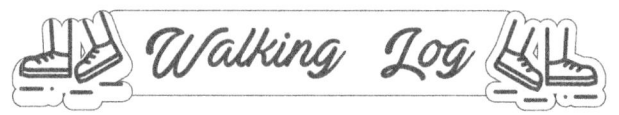

DATE	TIME	LOCATION	DISTANCE	STEPS	I FEEL
					😊 🙂 😟 😣 😠
					😊 🙂 😟 😣 😠
					😊 🙂 😟 😣 😠
					😊 🙂 😟 😣 😠
					😊 🙂 😟 😣 😠
					😊 🙂 😟 😣 😠
					😊 🙂 😟 😣 😠
					😊 🙂 😟 😣 😠
					😊 🙂 😟 😣 😠
					😊 🙂 😟 😣 😠
					😊 🙂 😟 😣 😠
					😊 🙂 😟 😣 😠
					😊 🙂 😟 😣 😠
					😊 🙂 😟 😣 😠
					😊 🙂 😟 😣 😠
					😊 🙂 😟 😣 😠
					😊 🙂 😟 😣 😠

NOTE

Walking Log

DATE	TIME	LOCATION	DISTANCE	STEPS	I FEEL
					😊 🙂 😟 😣 😖
					😊 🙂 😟 😣 😖
					😊 🙂 😟 😣 😖
					😊 🙂 😟 😣 😖
					😊 🙂 😟 😣 😖
					😊 🙂 😟 😣 😖
					😊 🙂 😟 😣 😖
					😊 🙂 😟 😣 😖
					😊 🙂 😟 😣 😖
					😊 🙂 😟 😣 😖
					😊 🙂 😟 😣 😖
					😊 🙂 😟 😣 😖
					😊 🙂 😟 😣 😖
					😊 🙂 😟 😣 😖
					😊 🙂 😟 😣 😖
					😊 🙂 😟 😣 😖
					😊 🙂 😟 😣 😖

NOTE

DATE	TIME	LOCATION	DISTANCE	STEPS	I FEEL
					☺ ☻ ☹ ☹ ☹
					☺ ☻ ☹ ☹ ☹
					☺ ☻ ☹ ☹ ☹
					☺ ☻ ☹ ☹ ☹
					☺ ☻ ☹ ☹ ☹
					☺ ☻ ☹ ☹ ☹
					☺ ☻ ☹ ☹ ☹
					☺ ☻ ☹ ☹ ☹
					☺ ☻ ☹ ☹ ☹
					☺ ☻ ☹ ☹ ☹
					☺ ☻ ☹ ☹ ☹
					☺ ☻ ☹ ☹ ☹
					☺ ☻ ☹ ☹ ☹
					☺ ☻ ☹ ☹ ☹
					☺ ☻ ☹ ☹ ☹
					☺ ☻ ☹ ☹ ☹
					☺ ☻ ☹ ☹ ☹

NOTE

Walking Log

DATE	TIME	LOCATION	DISTANCE	STEPS	I FEEL
					😄 🙂 😐 😣 😠
					😄 🙂 😐 😣 😠
					😄 🙂 😐 😣 😠
					😄 🙂 😐 😣 😠
					😄 🙂 😐 😣 😠
					😄 🙂 😐 😣 😠
					😄 🙂 😐 😣 😠
					😄 🙂 😐 😣 😠
					😄 🙂 😐 😣 😠
					😄 🙂 😐 😣 😠
					😄 🙂 😐 😣 😠
					😄 🙂 😐 😣 😠
					😄 🙂 😐 😣 😠
					😄 🙂 😐 😣 😠
					😄 🙂 😐 😣 😠
					😄 🙂 😐 😣 😠
					😄 🙂 😐 😣 😠

NOTE

DATE	TIME	LOCATION	DISTANCE	STEPS	I FEEL
					😊 🙂 😐 😟 😣
					😊 🙂 😐 😟 😣
					😊 🙂 😐 😟 😣
					😊 🙂 😐 😟 😣
					😊 🙂 😐 😟 😣
					😊 🙂 😐 😟 😣
					😊 🙂 😐 😟 😣
					😊 🙂 😐 😟 😣
					😊 🙂 😐 😟 😣
					😊 🙂 😐 😟 😣
					😊 🙂 😐 😟 😣
					😊 🙂 😐 😟 😣
					😊 🙂 😐 😟 😣
					😊 🙂 😐 😟 😣
					😊 🙂 😐 😟 😣
					😊 🙂 😐 😟 😣
					😊 🙂 😐 😟 😣

NOTE

DATE	TIME	LOCATION	DISTANCE	STEPS	I FEEL
					😊 😐 😟 😣 😫
					😊 😐 😟 😣 😫
					😊 😐 😟 😣 😫
					😊 😐 😟 😣 😫
					😊 😐 😟 😣 😫
					😊 😐 😟 😣 😫
					😊 😐 😟 😣 😫
					😊 😐 😟 😣 😫
					😊 😐 😟 😣 😫
					😊 😐 😟 😣 😫
					😊 😐 😟 😣 😫
					😊 😐 😟 😣 😫
					😊 😐 😟 😣 😫
					😊 😐 😟 😣 😫
					😊 😐 😟 😣 😫
					😊 😐 😟 😣 😫
					😊 😐 😟 😣 😫

NOTE

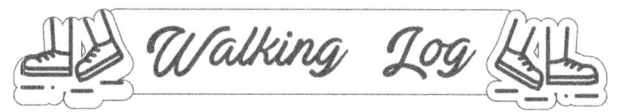

Walking Log

DATE	TIME	LOCATION	DISTANCE	STEPS	I FEEL
					😊 🙂 😐 😣 😢
					😊 🙂 😐 😣 😢
					😊 🙂 😐 😣 😢
					😊 🙂 😐 😣 😢
					😊 🙂 😐 😣 😢
					😊 🙂 😐 😣 😢
					😊 🙂 😐 😣 😢
					😊 🙂 😐 😣 😢
					😊 🙂 😐 😣 😢
					😊 🙂 😐 😣 😢
					😊 🙂 😐 😣 😢
					😊 🙂 😐 😣 😢
					😊 🙂 😐 😣 😢
					😊 🙂 😐 😣 😢
					😊 🙂 😐 😣 😢
					😊 🙂 😐 😣 😢
					😊 🙂 😐 😣 😢

NOTE

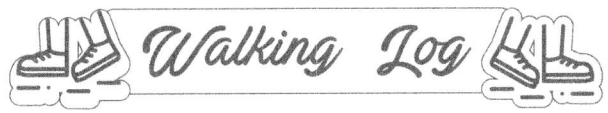

Walking Log

DATE	TIME	LOCATION	DISTANCE	STEPS	I FEEL
					😊 🙂 😕 😣 😢
					😊 🙂 😕 😣 😢
					😊 🙂 😕 😣 😢
					😊 🙂 😕 😣 😢
					😊 🙂 😕 😣 😢
					😊 🙂 😕 😣 😢
					😊 🙂 😕 😣 😢
					😊 🙂 😕 😣 😢
					😊 🙂 😕 😣 😢
					😊 🙂 😕 😣 😢
					😊 🙂 😕 😣 😢
					😊 🙂 😕 😣 😢
					😊 🙂 😕 😣 😢
					😊 🙂 😕 😣 😢
					😊 🙂 😕 😣 😢
					😊 🙂 😕 😣 😢
					😊 🙂 😕 😣 😢

NOTE

Walking Log

DATE	TIME	LOCATION	DISTANCE	STEPS	I FEEL
					😊 😐 😣 😠 😢
					😊 😐 😣 😠 😢
					😊 😐 😣 😠 😢
					😊 😐 😣 😠 😢
					😊 😐 😣 😠 😢
					😊 😐 😣 😠 😢
					😊 😐 😣 😠 😢
					😊 😐 😣 😠 😢
					😊 😐 😣 😠 😢
					😊 😐 😣 😠 😢
					😊 😐 😣 😠 😢
					😊 😐 😣 😠 😢
					😊 😐 😣 😠 😢
					😊 😐 😣 😠 😢
					😊 😐 😣 😠 😢
					😊 😐 😣 😠 😢
					😊 😐 😣 😠 😢

NOTE

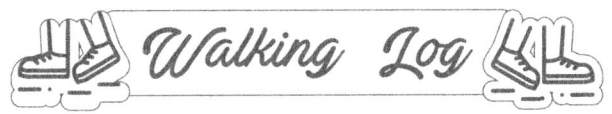

DATE	TIME	LOCATION	DISTANCE	STEPS	I FEEL
					😊 🙂 😐 😟 😣
					😊 🙂 😐 😟 😣
					😊 🙂 😐 😟 😣
					😊 🙂 😐 😟 😣
					😊 🙂 😐 😟 😣
					😊 🙂 😐 😟 😣
					😊 🙂 😐 😟 😣
					😊 🙂 😐 😟 😣
					😊 🙂 😐 😟 😣
					😊 🙂 😐 😟 😣
					😊 🙂 😐 😟 😣
					😊 🙂 😐 😟 😣
					😊 🙂 😐 😟 😣
					😊 🙂 😐 😟 😣
					😊 🙂 😐 😟 😣
					😊 🙂 😐 😟 😣
					😊 🙂 😐 😟 😣

NOTE

Walking Log

DATE	TIME	LOCATION	DISTANCE	STEPS	I FEEL
					😊 🙂 😐 ☹️ 😢
					😊 🙂 😐 ☹️ 😢
					😊 🙂 😐 ☹️ 😢
					😊 🙂 😐 ☹️ 😢
					😊 🙂 😐 ☹️ 😢
					😊 🙂 😐 ☹️ 😢
					😊 🙂 😐 ☹️ 😢
					😊 🙂 😐 ☹️ 😢
					😊 🙂 😐 ☹️ 😢
					😊 🙂 😐 ☹️ 😢
					😊 🙂 😐 ☹️ 😢
					😊 🙂 😐 ☹️ 😢
					😊 🙂 😐 ☹️ 😢
					😊 🙂 😐 ☹️ 😢
					😊 🙂 😐 ☹️ 😢
					😊 🙂 😐 ☹️ 😢
					😊 🙂 😐 ☹️ 😢

NOTE

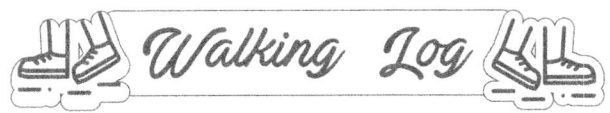

Walking Log

DATE	TIME	LOCATION	DISTANCE	STEPS	I FEEL
					😊 😐 😕 😖 😫
					😊 😐 😕 😖 😫
					😊 😐 😕 😖 😫
					😊 😐 😕 😖 😫
					😊 😐 😕 😖 😫
					😊 😐 😕 😖 😫
					😊 😐 😕 😖 😫
					😊 😐 😕 😖 😫
					😊 😐 😕 😖 😫
					😊 😐 😕 😖 😫
					😊 😐 😕 😖 😫
					😊 😐 😕 😖 😫
					😊 😐 😕 😖 😫
					😊 😐 😕 😖 😫
					😊 😐 😕 😖 😫
					😊 😐 😕 😖 😫
					😊 😐 😕 😖 😫

NOTE

Walking Log

DATE	TIME	LOCATION	DISTANCE	STEPS	I FEEL
					😊 😐 😪 😣 😴
					😊 😐 😪 😣 😴
					😊 😐 😪 😣 😴
					😊 😐 😪 😣 😴
					😊 😐 😪 😣 😴
					😊 😐 😪 😣 😴
					😊 😐 😪 😣 😴
					😊 😐 😪 😣 😴
					😊 😐 😪 😣 😴
					😊 😐 😪 😣 😴
					😊 😐 😪 😣 😴
					😊 😐 😪 😣 😴
					😊 😐 😪 😣 😴
					😊 😐 😪 😣 😴
					😊 😐 😪 😣 😴
					😊 😐 😪 😣 😴
					😊 😐 😪 😣 😴

NOTE

Walking Log

DATE	TIME	LOCATION	DISTANCE	STEPS	I FEEL
					😊 🙂 😣 😠 😢
					😊 🙂 😣 😠 😢
					😊 🙂 😣 😠 😢
					😊 🙂 😣 😠 😢
					😊 🙂 😣 😠 😢
					😊 🙂 😣 😠 😢
					😊 🙂 😣 😠 😢
					😊 🙂 😣 😠 😢
					😊 🙂 😣 😠 😢
					😊 🙂 😣 😠 😢
					😊 🙂 😣 😠 😢
					😊 🙂 😣 😠 😢
					😊 🙂 😣 😠 😢
					😊 🙂 😣 😠 😢
					😊 🙂 😣 😠 😢
					😊 🙂 😣 😠 😢
					😊 🙂 😣 😠 😢

NOTE

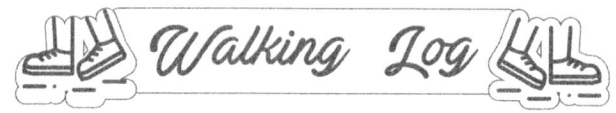

DATE	TIME	LOCATION	DISTANCE	STEPS	I FEEL
					😊 🙂 😐 😟 😣
					😊 🙂 😐 😟 😣
					😊 🙂 😐 😟 😣
					😊 🙂 😐 😟 😣
					😊 🙂 😐 😟 😣
					😊 🙂 😐 😟 😣
					😊 🙂 😐 😟 😣
					😊 🙂 😐 😟 😣
					😊 🙂 😐 😟 😣
					😊 🙂 😐 😟 😣
					😊 🙂 😐 😟 😣
					😊 🙂 😐 😟 😣
					😊 🙂 😐 😟 😣
					😊 🙂 😐 😟 😣
					😊 🙂 😐 😟 😣
					😊 🙂 😐 😟 😣
					😊 🙂 😐 😟 😣

NOTE

Walking Log

DATE	TIME	LOCATION	DISTANCE	STEPS	I FEEL
					😊 🙂 😐 😟 😣
					😊 🙂 😐 😟 😣
					😊 🙂 😐 😟 😣
					😊 🙂 😐 😟 😣
					😊 🙂 😐 😟 😣
					😊 🙂 😐 😟 😣
					😊 🙂 😐 😟 😣
					😊 🙂 😐 😟 😣
					😊 🙂 😐 😟 😣
					😊 🙂 😐 😟 😣
					😊 🙂 😐 😟 😣
					😊 🙂 😐 😟 😣
					😊 🙂 😐 😟 😣
					😊 🙂 😐 😟 😣
					😊 🙂 😐 😟 😣
					😊 🙂 😐 😟 😣
					😊 🙂 😐 😟 😣

NOTE

Walking Log

DATE	TIME	LOCATION	DISTANCE	STEPS	I FEEL
					😊 😐 😣 😖 😢
					😊 😐 😣 😖 😢
					😊 😐 😣 😖 😢
					😊 😐 😣 😖 😢
					😊 😐 😣 😖 😢
					😊 😐 😣 😖 😢
					😊 😐 😣 😖 😢
					😊 😐 😣 😖 😢
					😊 😐 😣 😖 😢
					😊 😐 😣 😖 😢
					😊 😐 😣 😖 😢
					😊 😐 😣 😖 😢
					😊 😐 😣 😖 😢
					😊 😐 😣 😖 😢
					😊 😐 😣 😖 😢
					😊 😐 😣 😖 😢
					😊 😐 😣 😖 😢

NOTE

Walking Log

DATE	TIME	LOCATION	DISTANCE	STEPS	I FEEL
					😊 🙂 😐 😟 😢
					😊 🙂 😐 😟 😢
					😊 🙂 😐 😟 😢
					😊 🙂 😐 😟 😢
					😊 🙂 😐 😟 😢
					😊 🙂 😐 😟 😢
					😊 🙂 😐 😟 😢
					😊 🙂 😐 😟 😢
					😊 🙂 😐 😟 😢
					😊 🙂 😐 😟 😢
					😊 🙂 😐 😟 😢
					😊 🙂 😐 😟 😢
					😊 🙂 😐 😟 😢
					😊 🙂 😐 😟 😢
					😊 🙂 😐 😟 😢
					😊 🙂 😐 😟 😢
					😊 🙂 😐 😟 😢

NOTE

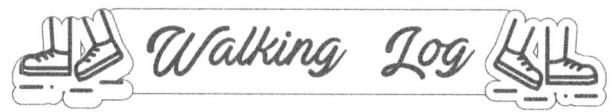

DATE	TIME	LOCATION	DISTANCE	STEPS	I FEEL
					😊 🙂 😣 😖 😢
					😊 🙂 😣 😖 😢
					😊 🙂 😣 😖 😢
					😊 🙂 😣 😖 😢
					😊 🙂 😣 😖 😢
					😊 🙂 😣 😖 😢
					😊 🙂 😣 😖 😢
					😊 🙂 😣 😖 😢
					😊 🙂 😣 😖 😢
					😊 🙂 😣 😖 😢
					😊 🙂 😣 😖 😢
					😊 🙂 😣 😖 😢
					😊 🙂 😣 😖 😢
					😊 🙂 😣 😖 😢
					😊 🙂 😣 😖 😢
					😊 🙂 😣 😖 😢

NOTE

Walking Log

DATE	TIME	LOCATION	DISTANCE	STEPS	I FEEL
					😊 😐 😟 😣 😢
					😊 😐 😟 😣 😢
					😊 😐 😟 😣 😢
					😊 😐 😟 😣 😢
					😊 😐 😟 😣 😢
					😊 😐 😟 😣 😢
					😊 😐 😟 😣 😢
					😊 😐 😟 😣 😢
					😊 😐 😟 😣 😢
					😊 😐 😟 😣 😢
					😊 😐 😟 😣 😢
					😊 😐 😟 😣 😢
					😊 😐 😟 😣 😢
					😊 😐 😟 😣 😢
					😊 😐 😟 😣 😢
					😊 😐 😟 😣 😢

NOTE

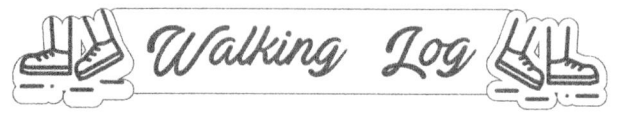

DATE	TIME	LOCATION	DISTANCE	STEPS	I FEEL
					😀 🙂 😐 😟 😢
					😀 🙂 😐 😟 😢
					😀 🙂 😐 😟 😢
					😀 🙂 😐 😟 😢
					😀 🙂 😐 😟 😢
					😀 🙂 😐 😟 😢
					😀 🙂 😐 😟 😢
					😀 🙂 😐 😟 😢
					😀 🙂 😐 😟 😢
					😀 🙂 😐 😟 😢
					😀 🙂 😐 😟 😢
					😀 🙂 😐 😟 😢
					😀 🙂 😐 😟 😢
					😀 🙂 😐 😟 😢
					😀 🙂 😐 😟 😢
					😀 🙂 😐 😟 😢
					😀 🙂 😐 😟 😢

NOTE

Walking Log

DATE	TIME	LOCATION	DISTANCE	STEPS	I FEEL
					😊 😐 😔 😠 😫
					😊 😐 😔 😠 😫
					😊 😐 😔 😠 😫
					😊 😐 😔 😠 😫
					😊 😐 😔 😠 😫
					😊 😐 😔 😠 😫
					😊 😐 😔 😠 😫
					😊 😐 😔 😠 😫
					😊 😐 😔 😠 😫
					😊 😐 😔 😠 😫
					😊 😐 😔 😠 😫
					😊 😐 😔 😠 😫
					😊 😐 😔 😠 😫
					😊 😐 😔 😠 😫
					😊 😐 😔 😠 😫
					😊 😐 😔 😠 😫
					😊 😐 😔 😠 😫

NOTE

Walking Log

DATE	TIME	LOCATION	DISTANCE	STEPS	I FEEL
					😊 😐 😞 😫 😭
					😊 😐 😞 😫 😭
					😊 😐 😞 😫 😭
					😊 😐 😞 😫 😭
					😊 😐 😞 😫 😭
					😊 😐 😞 😫 😭
					😊 😐 😞 😫 😭
					😊 😐 😞 😫 😭
					😊 😐 😞 😫 😭
					😊 😐 😞 😫 😭
					😊 😐 😞 😫 😭
					😊 😐 😞 😫 😭
					😊 😐 😞 😫 😭
					😊 😐 😞 😫 😭
					😊 😐 😞 😫 😭
					😊 😐 😞 😫 😭
					😊 😐 😞 😫 😭

NOTE

Walking Log

DATE	TIME	LOCATION	DISTANCE	STEPS	I FEEL
					☺ ☺ ☺ ☹ ☹
					☺ ☺ ☺ ☹ ☹
					☺ ☺ ☺ ☹ ☹
					☺ ☺ ☺ ☹ ☹
					☺ ☺ ☺ ☹ ☹
					☺ ☺ ☺ ☹ ☹
					☺ ☺ ☺ ☹ ☹
					☺ ☺ ☺ ☹ ☹
					☺ ☺ ☺ ☹ ☹
					☺ ☺ ☺ ☹ ☹
					☺ ☺ ☺ ☹ ☹
					☺ ☺ ☺ ☹ ☹
					☺ ☺ ☺ ☹ ☹
					☺ ☺ ☺ ☹ ☹
					☺ ☺ ☺ ☹ ☹
					☺ ☺ ☺ ☹ ☹
					☺ ☺ ☺ ☹ ☹

NOTE

Walking Log

DATE	TIME	LOCATION	DISTANCE	STEPS	I FEEL
					☺ ☺ ☺ ☹ ☹
					☺ ☺ ☺ ☹ ☹
					☺ ☺ ☺ ☹ ☹
					☺ ☺ ☺ ☹ ☹
					☺ ☺ ☺ ☹ ☹
					☺ ☺ ☺ ☹ ☹
					☺ ☺ ☺ ☹ ☹
					☺ ☺ ☺ ☹ ☹
					☺ ☺ ☺ ☹ ☹
					☺ ☺ ☺ ☹ ☹
					☺ ☺ ☺ ☹ ☹
					☺ ☺ ☺ ☹ ☹
					☺ ☺ ☺ ☹ ☹
					☺ ☺ ☺ ☹ ☹
					☺ ☺ ☺ ☹ ☹
					☺ ☺ ☺ ☹ ☹
					☺ ☺ ☺ ☹ ☹

NOTE

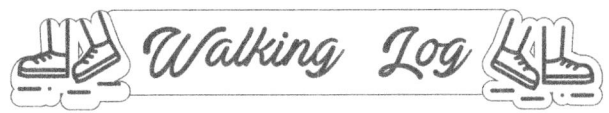

DATE	TIME	LOCATION	DISTANCE	STEPS	I FEEL

NOTE

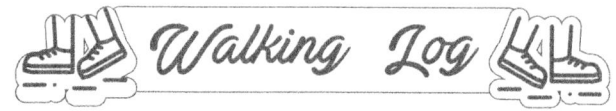

Walking Log

DATE	TIME	LOCATION	DISTANCE	STEPS	I FEEL
					😀 🙂 😓 😫 😢
					😀 🙂 😓 😫 😢
					😀 🙂 😓 😫 😢
					😀 🙂 😓 😫 😢
					😀 🙂 😓 😫 😢
					😀 🙂 😓 😫 😢
					😀 🙂 😓 😫 😢
					😀 🙂 😓 😫 😢
					😀 🙂 😓 😫 😢
					😀 🙂 😓 😫 😢
					😀 🙂 😓 😫 😢
					😀 🙂 😓 😫 😢
					😀 🙂 😓 😫 😢
					😀 🙂 😓 😫 😢
					😀 🙂 😓 😫 😢
					😀 🙂 😓 😫 😢
					😀 🙂 😓 😫 😢

NOTE

DATE	TIME	LOCATION	DISTANCE	STEPS	I FEEL
					😊 🙂 😕 😣 😫
					😊 🙂 😕 😣 😫
					😊 🙂 😕 😣 😫
					😊 🙂 😕 😣 😫
					😊 🙂 😕 😣 😫
					😊 🙂 😕 😣 😫
					😊 🙂 😕 😣 😫
					😊 🙂 😕 😣 😫
					😊 🙂 😕 😣 😫
					😊 🙂 😕 😣 😫
					😊 🙂 😕 😣 😫
					😊 🙂 😕 😣 😫
					😊 🙂 😕 😣 😫
					😊 🙂 😕 😣 😫
					😊 🙂 😕 😣 😫
					😊 🙂 😕 😣 😫
					😊 🙂 😕 😣 😫

NOTE

Walking Log

DATE	TIME	LOCATION	DISTANCE	STEPS	I FEEL
					😊 🙂 😐 ☹️ 😢
					😊 🙂 😐 ☹️ 😢
					😊 🙂 😐 ☹️ 😢
					😊 🙂 😐 ☹️ 😢
					😊 🙂 😐 ☹️ 😢
					😊 🙂 😐 ☹️ 😢
					😊 🙂 😐 ☹️ 😢
					😊 🙂 😐 ☹️ 😢
					😊 🙂 😐 ☹️ 😢
					😊 🙂 😐 ☹️ 😢
					😊 🙂 😐 ☹️ 😢
					😊 🙂 😐 ☹️ 😢
					😊 🙂 😐 ☹️ 😢
					😊 🙂 😐 ☹️ 😢
					😊 🙂 😐 ☹️ 😢
					😊 🙂 😐 ☹️ 😢

NOTE

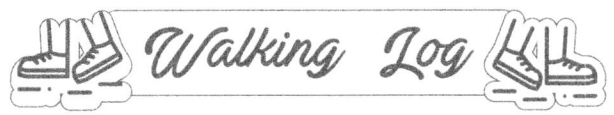

DATE	TIME	LOCATION	DISTANCE	STEPS	I FEEL
					😊 😐 😔 😣 😫
					😊 😐 😔 😣 😫
					😊 😐 😔 😣 😫
					😊 😐 😔 😣 😫
					😊 😐 😔 😣 😫
					😊 😐 😔 😣 😫
					😊 😐 😔 😣 😫
					😊 😐 😔 😣 😫
					😊 😐 😔 😣 😫
					😊 😐 😔 😣 😫
					😊 😐 😔 😣 😫
					😊 😐 😔 😣 😫
					😊 😐 😔 😣 😫
					😊 😐 😔 😣 😫
					😊 😐 😔 😣 😫
					😊 😐 😔 😣 😫
					😊 😐 😔 😣 😫

NOTE

Walking Log

DATE	TIME	LOCATION	DISTANCE	STEPS	I FEEL
					😊 😐 😟 😠 😡
					😊 😐 😟 😠 😡
					😊 😐 😟 😠 😡
					😊 😐 😟 😠 😡
					😊 😐 😟 😠 😡
					😊 😐 😟 😠 😡
					😊 😐 😟 😠 😡
					😊 😐 😟 😠 😡
					😊 😐 😟 😠 😡
					😊 😐 😟 😠 😡
					😊 😐 😟 😠 😡
					😊 😐 😟 😠 😡
					😊 😐 😟 😠 😡
					😊 😐 😟 😠 😡
					😊 😐 😟 😠 😡
					😊 😐 😟 😠 😡
					😊 😐 😟 😠 😡

NOTE

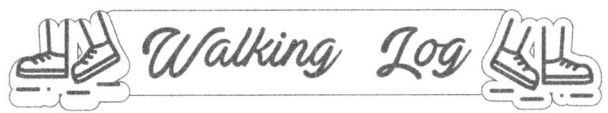

Walking Log

DATE	TIME	LOCATION	DISTANCE	STEPS	I FEEL
					😊 😐 😖 😠 😢
					😊 😐 😖 😠 😢
					😊 😐 😖 😠 😢
					😊 😐 😖 😠 😢
					😊 😐 😖 😠 😢
					😊 😐 😖 😠 😢
					😊 😐 😖 😠 😢
					😊 😐 😖 😠 😢
					😊 😐 😖 😠 😢
					😊 😐 😖 😠 😢
					😊 😐 😖 😠 😢
					😊 😐 😖 😠 😢
					😊 😐 😖 😠 😢
					😊 😐 😖 😠 😢
					😊 😐 😖 😠 😢
					😊 😐 😖 😠 😢
					😊 😐 😖 😠 😢

NOTE

DATE	TIME	LOCATION	DISTANCE	STEPS	I FEEL
					😊 😐 😫 😣 😢
					😊 😐 😫 😣 😢
					😊 😐 😫 😣 😢
					😊 😐 😫 😣 😢
					😊 😐 😫 😣 😢
					😊 😐 😫 😣 😢
					😊 😐 😫 😣 😢
					😊 😐 😫 😣 😢
					😊 😐 😫 😣 😢
					😊 😐 😫 😣 😢
					😊 😐 😫 😣 😢
					😊 😐 😫 😣 😢
					😊 😐 😫 😣 😢
					😊 😐 😫 😣 😢
					😊 😐 😫 😣 😢
					😊 😐 😫 😣 😢
					😊 😐 😫 😣 😢

NOTE

Walking Log

DATE	TIME	LOCATION	DISTANCE	STEPS	I FEEL
					😊 😐 😒 😠 😖
					😊 😐 😒 😠 😖
					😊 😐 😒 😠 😖
					😊 😐 😒 😠 😖
					😊 😐 😒 😠 😖
					😊 😐 😒 😠 😖
					😊 😐 😒 😠 😖
					😊 😐 😒 😠 😖
					😊 😐 😒 😠 😖
					😊 😐 😒 😠 😖
					😊 😐 😒 😠 😖
					😊 😐 😒 😠 😖
					😊 😐 😒 😠 😖
					😊 😐 😒 😠 😖
					😊 😐 😒 😠 😖
					😊 😐 😒 😠 😖
					😊 😐 😒 😠 😖

NOTE

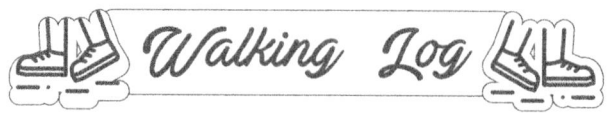

DATE	TIME	LOCATION	DISTANCE	STEPS	I FEEL

NOTE

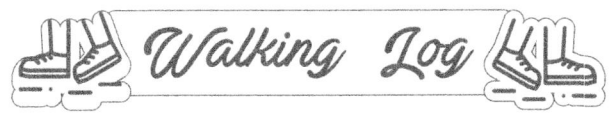

Walking Log

DATE	TIME	LOCATION	DISTANCE	STEPS	I FEEL
					😊 🙂 😐 😟 😢
					😊 🙂 😐 😟 😢
					😊 🙂 😐 😟 😢
					😊 🙂 😐 😟 😢
					😊 🙂 😐 😟 😢
					😊 🙂 😐 😟 😢
					😊 🙂 😐 😟 😢
					😊 🙂 😐 😟 😢
					😊 🙂 😐 😟 😢
					😊 🙂 😐 😟 😢
					😊 🙂 😐 😟 😢
					😊 🙂 😐 😟 😢
					😊 🙂 😐 😟 😢
					😊 🙂 😐 😟 😢
					😊 🙂 😐 😟 😢
					😊 🙂 😐 😟 😢
					😊 🙂 😐 😟 😢

NOTE

Walking Log

DATE	TIME	LOCATION	DISTANCE	STEPS	I FEEL

NOTE

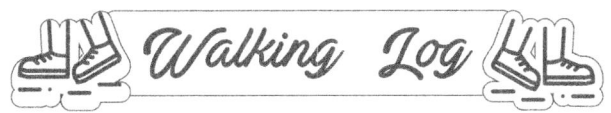

Walking Log

DATE	TIME	LOCATION	DISTANCE	STEPS	I FEEL
					😊 🙂 😐 😣 😫
					😊 🙂 😐 😣 😫
					😊 🙂 😐 😣 😫
					😊 🙂 😐 😣 😫
					😊 🙂 😐 😣 😫
					😊 🙂 😐 😣 😫
					😊 🙂 😐 😣 😫
					😊 🙂 😐 😣 😫
					😊 🙂 😐 😣 😫
					😊 🙂 😐 😣 😫
					😊 🙂 😐 😣 😫
					😊 🙂 😐 😣 😫
					😊 🙂 😐 😣 😫
					😊 🙂 😐 😣 😫
					😊 🙂 😐 😣 😫
					😊 🙂 😐 😣 😫
					😊 🙂 😐 😣 😫

NOTE

DATE	TIME	LOCATION	DISTANCE	STEPS	I FEEL

NOTE

DATE	TIME	LOCATION	DISTANCE	STEPS	I FEEL
					😊 🙂 😐 😟 😣
					😊 🙂 😐 😟 😣
					😊 🙂 😐 😟 😣
					😊 🙂 😐 😟 😣
					😊 🙂 😐 😟 😣
					😊 🙂 😐 😟 😣
					😊 🙂 😐 😟 😣
					😊 🙂 😐 😟 😣
					😊 🙂 😐 😟 😣
					😊 🙂 😐 😟 😣
					😊 🙂 😐 😟 😣
					😊 🙂 😐 😟 😣
					😊 🙂 😐 😟 😣
					😊 🙂 😐 😟 😣
					😊 🙂 😐 😟 😣
					😊 🙂 😐 😟 😣
					😊 🙂 😐 😟 😣
					😊 🙂 😐 😟 😣

NOTE

DATE	TIME	LOCATION	DISTANCE	STEPS	I FEEL
					😊 🙂 😐 😟 😣
					😊 🙂 😐 😟 😣
					😊 🙂 😐 😟 😣
					😊 🙂 😐 😟 😣
					😊 🙂 😐 😟 😣
					😊 🙂 😐 😟 😣
					😊 🙂 😐 😟 😣
					😊 🙂 😐 😟 😣
					😊 🙂 😐 😟 😣
					😊 🙂 😐 😟 😣
					😊 🙂 😐 😟 😣
					😊 🙂 😐 😟 😣
					😊 🙂 😐 😟 😣
					😊 🙂 😐 😟 😣
					😊 🙂 😐 😟 😣
					😊 🙂 😐 😟 😣
					😊 🙂 😐 😟 😣
					😊 🙂 😐 😟 😣

NOTE

DATE	TIME	LOCATION	DISTANCE	STEPS	I FEEL
					😊 😐 😩 😣 😁
					😊 😐 😩 😣 😁
					😊 😐 😩 😣 😁
					😊 😐 😩 😣 😁
					😊 😐 😩 😣 😁
					😊 😐 😩 😣 😁
					😊 😐 😩 😣 😁
					😊 😐 😩 😣 😁
					😊 😐 😩 😣 😁
					😊 😐 😩 😣 😁
					😊 😐 😩 😣 😁
					😊 😐 😩 😣 😁
					😊 😐 😩 😣 😁
					😊 😐 😩 😣 😁
					😊 😐 😩 😣 😁
					😊 😐 😩 😣 😁

NOTE

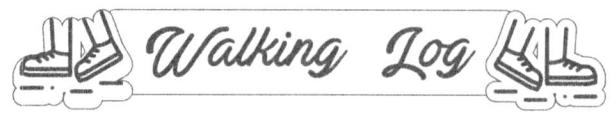

DATE	TIME	LOCATION	DISTANCE	STEPS	I FEEL

NOTE

DATE	TIME	LOCATION	DISTANCE	STEPS	I FEEL
					😊 😐 😣 😠 😢
					😊 😐 😣 😠 😢
					😊 😐 😣 😠 😢
					😊 😐 😣 😠 😢
					😊 😐 😣 😠 😢
					😊 😐 😣 😠 😢
					😊 😐 😣 😠 😢
					😊 😐 😣 😠 😢
					😊 😐 😣 😠 😢
					😊 😐 😣 😠 😢
					😊 😐 😣 😠 😢
					😊 😐 😣 😠 😢
					😊 😐 😣 😠 😢
					😊 😐 😣 😠 😢
					😊 😐 😣 😠 😢
					😊 😐 😣 😠 😢
					😊 😐 😣 😠 😢

NOTE

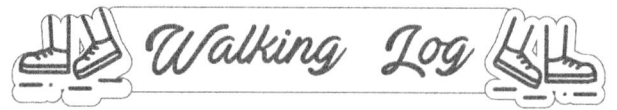

DATE	TIME	LOCATION	DISTANCE	STEPS	I FEEL
					😊 🙂 😣 😖 😌
					😊 🙂 😣 😖 😌
					😊 🙂 😣 😖 😌
					😊 🙂 😣 😖 😌
					😊 🙂 😣 😖 😌
					😊 🙂 😣 😖 😌
					😊 🙂 😣 😖 😌
					😊 🙂 😣 😖 😌
					😊 🙂 😣 😖 😌
					😊 🙂 😣 😖 😌
					😊 🙂 😣 😖 😌
					😊 🙂 😣 😖 😌
					😊 🙂 😣 😖 😌
					😊 🙂 😣 😖 😌
					😊 🙂 😣 😖 😌
					😊 🙂 😣 😖 😌
					😊 🙂 😣 😖 😌

NOTE

DATE	TIME	LOCATION	DISTANCE	STEPS	I FEEL
					☺ ☻ ☹ 😠 😢
					☺ ☻ ☹ 😠 😢
					☺ ☻ ☹ 😠 😢
					☺ ☻ ☹ 😠 😢
					☺ ☻ ☹ 😠 😢
					☺ ☻ ☹ 😠 😢
					☺ ☻ ☹ 😠 😢
					☺ ☻ ☹ 😠 😢
					☺ ☻ ☹ 😠 😢
					☺ ☻ ☹ 😠 😢
					☺ ☻ ☹ 😠 😢
					☺ ☻ ☹ 😠 😢
					☺ ☻ ☹ 😠 😢
					☺ ☻ ☹ 😠 😢
					☺ ☻ ☹ 😠 😢
					☺ ☻ ☹ 😠 😢
					☺ ☻ ☹ 😠 😢
					☺ ☻ ☹ 😠 😢

NOTE

_____
_____
_____
_____
_____
_____

Walking Log

DATE	TIME	LOCATION	DISTANCE	STEPS	I FEEL
					😊 😐 😔 😠 😫
					😊 😐 😔 😠 😫
					😊 😐 😔 😠 😫
					😊 😐 😔 😠 😫
					😊 😐 😔 😠 😫
					😊 😐 😔 😠 😫
					😊 😐 😔 😠 😫
					😊 😐 😔 😠 😫
					😊 😐 😔 😠 😫
					😊 😐 😔 😠 😫
					😊 😐 😔 😠 😫
					😊 😐 😔 😠 😫
					😊 😐 😔 😠 😫
					😊 😐 😔 😠 😫
					😊 😐 😔 😠 😫
					😊 😐 😔 😠 😫
					😊 😐 😔 😠 😫

NOTE

Walking Log

DATE	TIME	LOCATION	DISTANCE	STEPS	I FEEL
					😊 🙂 😐 😟 😣
					😊 🙂 😐 😟 😣
					😊 🙂 😐 😟 😣
					😊 🙂 😐 😟 😣
					😊 🙂 😐 😟 😣
					😊 🙂 😐 😟 😣
					😊 🙂 😐 😟 😣
					😊 🙂 😐 😟 😣
					😊 🙂 😐 😟 😣
					😊 🙂 😐 😟 😣
					😊 🙂 😐 😟 😣
					😊 🙂 😐 😟 😣
					😊 🙂 😐 😟 😣
					😊 🙂 😐 😟 😣
					😊 🙂 😐 😟 😣
					😊 🙂 😐 😟 😣
					😊 🙂 😐 😟 😣

NOTE

Walking Log

DATE	TIME	LOCATION	DISTANCE	STEPS	I FEEL
					😊 😐 😦 😣 😢
					😊 😐 😦 😣 😢
					😊 😐 😦 😣 😢
					😊 😐 😦 😣 😢
					😊 😐 😦 😣 😢
					😊 😐 😦 😣 😢
					😊 😐 😦 😣 😢
					😊 😐 😦 😣 😢
					😊 😐 😦 😣 😢
					😊 😐 😦 😣 😢
					😊 😐 😦 😣 😢
					😊 😐 😦 😣 😢
					😊 😐 😦 😣 😢
					😊 😐 😦 😣 😢
					😊 😐 😦 😣 😢
					😊 😐 😦 😣 😢
					😊 😐 😦 😣 😢

NOTE

DATE	TIME	LOCATION	DISTANCE	STEPS	I FEEL
					😊 🙂 😰 😫 😤
					😊 🙂 😰 😫 😤
					😊 🙂 😰 😫 😤
					😊 🙂 😰 😫 😤
					😊 🙂 😰 😫 😤
					😊 🙂 😰 😫 😤
					😊 🙂 😰 😫 😤
					😊 🙂 😰 😫 😤
					😊 🙂 😰 😫 😤
					😊 🙂 😰 😫 😤
					😊 🙂 😰 😫 😤
					😊 🙂 😰 😫 😤
					😊 🙂 😰 😫 😤
					😊 🙂 😰 😫 😤
					😊 🙂 😰 😫 😤
					😊 🙂 😰 😫 😤

NOTE

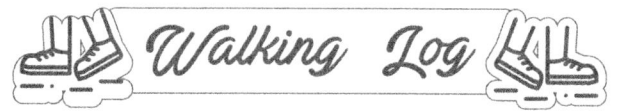

Walking Log

DATE	TIME	LOCATION	DISTANCE	STEPS	I FEEL
					😊 🙂 😐 😞 😣
					😊 🙂 😐 😞 😣
					😊 🙂 😐 😞 😣
					😊 🙂 😐 😞 😣
					😊 🙂 😐 😞 😣
					😊 🙂 😐 😞 😣
					😊 🙂 😐 😞 😣
					😊 🙂 😐 😞 😣
					😊 🙂 😐 😞 😣
					😊 🙂 😐 😞 😣
					😊 🙂 😐 😞 😣
					😊 🙂 😐 😞 😣
					😊 🙂 😐 😞 😣
					😊 🙂 😐 😞 😣
					😊 🙂 😐 😞 😣
					😊 🙂 😐 😞 😣
					😊 🙂 😐 😞 😣

NOTE

Walking Log

DATE	TIME	LOCATION	DISTANCE	STEPS	I FEEL
					😊 😐 😣 😠 😫
					😊 😐 😣 😠 😫
					😊 😐 😣 😠 😫
					😊 😐 😣 😠 😫
					😊 😐 😣 😠 😫
					😊 😐 😣 😠 😫
					😊 😐 😣 😠 😫
					😊 😐 😣 😠 😫
					😊 😐 😣 😠 😫
					😊 😐 😣 😠 😫
					😊 😐 😣 😠 😫
					😊 😐 😣 😠 😫
					😊 😐 😣 😠 😫
					😊 😐 😣 😠 😫
					😊 😐 😣 😠 😫
					😊 😐 😣 😠 😫
					😊 😐 😣 😠 😫

NOTE

DATE	TIME	LOCATION	DISTANCE	STEPS	I FEEL
					😊 🙂 😐 😣 😖
					😊 🙂 😐 😣 😖
					😊 🙂 😐 😣 😖
					😊 🙂 😐 😣 😖
					😊 🙂 😐 😣 😖
					😊 🙂 😐 😣 😖
					😊 🙂 😐 😣 😖
					😊 🙂 😐 😣 😖
					😊 🙂 😐 😣 😖
					😊 🙂 😐 😣 😖
					😊 🙂 😐 😣 😖
					😊 🙂 😐 😣 😖
					😊 🙂 😐 😣 😖
					😊 🙂 😐 😣 😖
					😊 🙂 😐 😣 😖
					😊 🙂 😐 😣 😖
					😊 🙂 😐 😣 😖

NOTE

DATE	TIME	LOCATION	DISTANCE	STEPS	I FEEL
					😊 😐 😞 😠 😢
					😊 😐 😞 😠 😢
					😊 😐 😞 😠 😢
					😊 😐 😞 😠 😢
					😊 😐 😞 😠 😢
					😊 😐 😞 😠 😢
					😊 😐 😞 😠 😢
					😊 😐 😞 😠 😢
					😊 😐 😞 😠 😢
					😊 😐 😞 😠 😢
					😊 😐 😞 😠 😢
					😊 😐 😞 😠 😢
					😊 😐 😞 😠 😢
					😊 😐 😞 😠 😢
					😊 😐 😞 😠 😢
					😊 😐 😞 😠 😢
					😊 😐 😞 😠 😢

NOTE

DATE	TIME	LOCATION	DISTANCE	STEPS	I FEEL
					😊 🙂 😐 😠 😢
					😊 🙂 😐 😠 😢
					😊 🙂 😐 😠 😢
					😊 🙂 😐 😠 😢
					😊 🙂 😐 😠 😢
					😊 🙂 😐 😠 😢
					😊 🙂 😐 😠 😢
					😊 🙂 😐 😠 😢
					😊 🙂 😐 😠 😢
					😊 🙂 😐 😠 😢
					😊 🙂 😐 😠 😢
					😊 🙂 😐 😠 😢
					😊 🙂 😐 😠 😢
					😊 🙂 😐 😠 😢
					😊 🙂 😐 😠 😢
					😊 🙂 😐 😠 😢
					😊 🙂 😐 😠 😢

NOTE

Walking Log

DATE	TIME	LOCATION	DISTANCE	STEPS	I FEEL
					😊 😐 😕 😣 😫
					😊 😐 😕 😣 😫
					😊 😐 😕 😣 😫
					😊 😐 😕 😣 😫
					😊 😐 😕 😣 😫
					😊 😐 😕 😣 😫
					😊 😐 😕 😣 😫
					😊 😐 😕 😣 😫
					😊 😐 😕 😣 😫
					😊 😐 😕 😣 😫
					😊 😐 😕 😣 😫
					😊 😐 😕 😣 😫
					😊 😐 😕 😣 😫
					😊 😐 😕 😣 😫
					😊 😐 😕 😣 😫
					😊 😐 😕 😣 😫
					😊 😐 😕 😣 😫

NOTE

_____
_____
_____
_____
_____

Walking Log

DATE	TIME	LOCATION	DISTANCE	STEPS	I FEEL
					😊 🙂 😟 😠 😢
					😊 🙂 😟 😠 😢
					😊 🙂 😟 😠 😢
					😊 🙂 😟 😠 😢
					😊 🙂 😟 😠 😢
					😊 🙂 😟 😠 😢
					😊 🙂 😟 😠 😢
					😊 🙂 😟 😠 😢
					😊 🙂 😟 😠 😢
					😊 🙂 😟 😠 😢
					😊 🙂 😟 😠 😢
					😊 🙂 😟 😠 😢
					😊 🙂 😟 😠 😢
					😊 🙂 😟 😠 😢
					😊 🙂 😟 😠 😢
					😊 🙂 😟 😠 😢
					😊 🙂 😟 😠 😢

NOTE

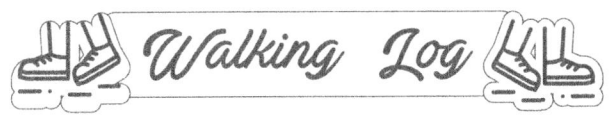

Walking Log

DATE	TIME	LOCATION	DISTANCE	STEPS	I FEEL
					😊 🙂 😐 😠 😫
					😊 🙂 😐 😠 😫
					😊 🙂 😐 😠 😫
					😊 🙂 😐 😠 😫
					😊 🙂 😐 😠 😫
					😊 🙂 😐 😠 😫
					😊 🙂 😐 😠 😫
					😊 🙂 😐 😠 😫
					😊 🙂 😐 😠 😫
					😊 🙂 😐 😠 😫
					😊 🙂 😐 😠 😫
					😊 🙂 😐 😠 😫
					😊 🙂 😐 😠 😫
					😊 🙂 😐 😠 😫
					😊 🙂 😐 😠 😫
					😊 🙂 😐 😠 😫
					😊 🙂 😐 😠 😫
					😊 🙂 😐 😠 😫

NOTE

Walking Log

DATE	TIME	LOCATION	DISTANCE	STEPS	I FEEL
					😊 😐 😣 😖 😫
					😊 😐 😣 😖 😫
					😊 😐 😣 😖 😫
					😊 😐 😣 😖 😫
					😊 😐 😣 😖 😫
					😊 😐 😣 😖 😫
					😊 😐 😣 😖 😫
					😊 😐 😣 😖 😫
					😊 😐 😣 😖 😫
					😊 😐 😣 😖 😫
					😊 😐 😣 😖 😫
					😊 😐 😣 😖 😫
					😊 😐 😣 😖 😫
					😊 😐 😣 😖 😫
					😊 😐 😣 😖 😫
					😊 😐 😣 😖 😫
					😊 😐 😣 😖 😫

NOTE

Walking Log

DATE	TIME	LOCATION	DISTANCE	STEPS	I FEEL
					😊 🙂 😐 😟 😣
					😊 🙂 😐 😟 😣
					😊 🙂 😐 😟 😣
					😊 🙂 😐 😟 😣
					😊 🙂 😐 😟 😣
					😊 🙂 😐 😟 😣
					😊 🙂 😐 😟 😣
					😊 🙂 😐 😟 😣
					😊 🙂 😐 😟 😣
					😊 🙂 😐 😟 😣
					😊 🙂 😐 😟 😣
					😊 🙂 😐 😟 😣
					😊 🙂 😐 😟 😣
					😊 🙂 😐 😟 😣
					😊 🙂 😐 😟 😣
					😊 🙂 😐 😟 😣
					😊 🙂 😐 😟 😣

NOTE

Walking Log

DATE	TIME	LOCATION	DISTANCE	STEPS	I FEEL
					😊 😐 😷 😠 😢
					😊 😐 😷 😠 😢
					😊 😐 😷 😠 😢
					😊 😐 😷 😠 😢
					😊 😐 😷 😠 😢
					😊 😐 😷 😠 😢
					😊 😐 😷 😠 😢
					😊 😐 😷 😠 😢
					😊 😐 😷 😠 😢
					😊 😐 😷 😠 😢
					😊 😐 😷 😠 😢
					😊 😐 😷 😠 😢
					😊 😐 😷 😠 😢
					😊 😐 😷 😠 😢
					😊 😐 😷 😠 😢
					😊 😐 😷 😠 😢
					😊 😐 😷 😠 😢
					😊 😐 😷 😠 😢

NOTE

Walking Log

DATE	TIME	LOCATION	DISTANCE	STEPS	I FEEL
					😊 😐 😔 😣 😢
					😊 😐 😔 😣 😢
					😊 😐 😔 😣 😢
					😊 😐 😔 😣 😢
					😊 😐 😔 😣 😢
					😊 😐 😔 😣 😢
					😊 😐 😔 😣 😢
					😊 😐 😔 😣 😢
					😊 😐 😔 😣 😢
					😊 😐 😔 😣 😢
					😊 😐 😔 😣 😢
					😊 😐 😔 😣 😢
					😊 😐 😔 😣 😢
					😊 😐 😔 😣 😢
					😊 😐 😔 😣 😢
					😊 😐 😔 😣 😢
					😊 😐 😔 😣 😢

NOTE

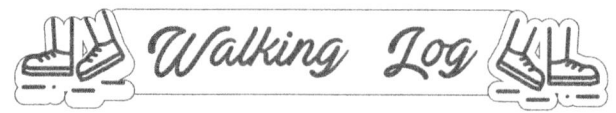

DATE	TIME	LOCATION	DISTANCE	STEPS	I FEEL

NOTE

Walking Log

DATE	TIME	LOCATION	DISTANCE	STEPS	I FEEL
					😊 🙂 😐 😟 😣
					😊 🙂 😐 😟 😣
					😊 🙂 😐 😟 😣
					😊 🙂 😐 😟 😣
					😊 🙂 😐 😟 😣
					😊 🙂 😐 😟 😣
					😊 🙂 😐 😟 😣
					😊 🙂 😐 😟 😣
					😊 🙂 😐 😟 😣
					😊 🙂 😐 😟 😣
					😊 🙂 😐 😟 😣
					😊 🙂 😐 😟 😣
					😊 🙂 😐 😟 😣
					😊 🙂 😐 😟 😣
					😊 🙂 😐 😟 😣
					😊 🙂 😐 😟 😣
					😊 🙂 😐 😟 😣
					😊 🙂 😐 😟 😣

NOTE

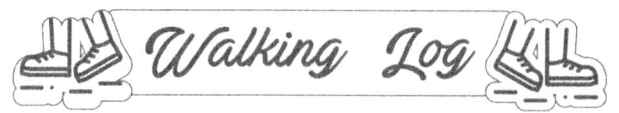

Walking Log

DATE	TIME	LOCATION	DISTANCE	STEPS	I FEEL
					😊 🙂 😷 😣 😠
					😊 🙂 😷 😣 😠
					😊 🙂 😷 😣 😠
					😊 🙂 😷 😣 😠
					😊 🙂 😷 😣 😠
					😊 🙂 😷 😣 😠
					😊 🙂 😷 😣 😠
					😊 🙂 😷 😣 😠
					😊 🙂 😷 😣 😠
					😊 🙂 😷 😣 😠
					😊 🙂 😷 😣 😠
					😊 🙂 😷 😣 😠
					😊 🙂 😷 😣 😠
					😊 🙂 😷 😣 😠
					😊 🙂 😷 😣 😠
					😊 🙂 😷 😣 😠
					😊 🙂 😷 😣 😠
					😊 🙂 😷 😣 😠

NOTE

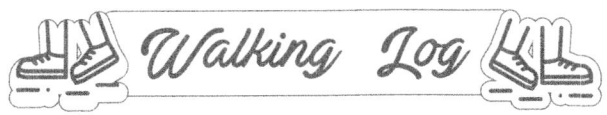

Walking Log

DATE	TIME	LOCATION	DISTANCE	STEPS	I FEEL
					😊 🙂 😐 😟 😢
					😊 🙂 😐 😟 😢
					😊 🙂 😐 😟 😢
					😊 🙂 😐 😟 😢
					😊 🙂 😐 😟 😢
					😊 🙂 😐 😟 😢
					😊 🙂 😐 😟 😢
					😊 🙂 😐 😟 😢
					😊 🙂 😐 😟 😢
					😊 🙂 😐 😟 😢
					😊 🙂 😐 😟 😢
					😊 🙂 😐 😟 😢
					😊 🙂 😐 😟 😢
					😊 🙂 😐 😟 😢
					😊 🙂 😐 😟 😢
					😊 🙂 😐 😟 😢
					😊 🙂 😐 😟 😢

NOTE

Walking Log

DATE	TIME	LOCATION	DISTANCE	STEPS	I FEEL
					😊 😐 😪 😣 😠
					😊 😐 😪 😣 😠
					😊 😐 😪 😣 😠
					😊 😐 😪 😣 😠
					😊 😐 😪 😣 😠
					😊 😐 😪 😣 😠
					😊 😐 😪 😣 😠
					😊 😐 😪 😣 😠
					😊 😐 😪 😣 😠
					😊 😐 😪 😣 😠
					😊 😐 😪 😣 😠
					😊 😐 😪 😣 😠
					😊 😐 😪 😣 😠
					😊 😐 😪 😣 😠
					😊 😐 😪 😣 😠
					😊 😐 😪 😣 😠
					😊 😐 😪 😣 😠

NOTE

Walking Log

DATE	TIME	LOCATION	DISTANCE	STEPS	I FEEL
					😊 🙂 😐 😣 😢
					😊 🙂 😐 😣 😢
					😊 🙂 😐 😣 😢
					😊 🙂 😐 😣 😢
					😊 🙂 😐 😣 😢
					😊 🙂 😐 😣 😢
					😊 🙂 😐 😣 😢
					😊 🙂 😐 😣 😢
					😊 🙂 😐 😣 😢
					😊 🙂 😐 😣 😢
					😊 🙂 😐 😣 😢
					😊 🙂 😐 😣 😢
					😊 🙂 😐 😣 😢
					😊 🙂 😐 😣 😢
					😊 🙂 😐 😣 😢
					😊 🙂 😐 😣 😢
					😊 🙂 😐 😣 😢

NOTE

DATE	TIME	LOCATION	DISTANCE	STEPS	I FEEL
					😊 🙂 😟 😣 😢
					😊 🙂 😟 😣 😢
					😊 🙂 😟 😣 😢
					😊 🙂 😟 😣 😢
					😊 🙂 😟 😣 😢
					😊 🙂 😟 😣 😢
					😊 🙂 😟 😣 😢
					😊 🙂 😟 😣 😢
					😊 🙂 😟 😣 😢
					😊 🙂 😟 😣 😢
					😊 🙂 😟 😣 😢
					😊 🙂 😟 😣 😢
					😊 🙂 😟 😣 😢
					😊 🙂 😟 😣 😢
					😊 🙂 😟 😣 😢
					😊 🙂 😟 😣 😢
					😊 🙂 😟 😣 😢

NOTE

Walking Log

DATE	TIME	LOCATION	DISTANCE	STEPS	I FEEL
					😊 🙂 😐 😠 😣
					😊 🙂 😐 😠 😣
					😊 🙂 😐 😠 😣
					😊 🙂 😐 😠 😣
					😊 🙂 😐 😠 😣
					😊 🙂 😐 😠 😣
					😊 🙂 😐 😠 😣
					😊 🙂 😐 😠 😣
					😊 🙂 😐 😠 😣
					😊 🙂 😐 😠 😣
					😊 🙂 😐 😠 😣
					😊 🙂 😐 😠 😣
					😊 🙂 😐 😠 😣
					😊 🙂 😐 😠 😣
					😊 🙂 😐 😠 😣
					😊 🙂 😐 😠 😣
					😊 🙂 😐 😠 😣

NOTE

Walking Log

DATE	TIME	LOCATION	DISTANCE	STEPS	I FEEL
					☺ ☺ ☹ ☹ ☹
					☺ ☺ ☹ ☹ ☹
					☺ ☺ ☹ ☹ ☹
					☺ ☺ ☹ ☹ ☹
					☺ ☺ ☹ ☹ ☹
					☺ ☺ ☹ ☹ ☹
					☺ ☺ ☹ ☹ ☹
					☺ ☺ ☹ ☹ ☹
					☺ ☺ ☹ ☹ ☹
					☺ ☺ ☹ ☹ ☹
					☺ ☺ ☹ ☹ ☹
					☺ ☺ ☹ ☹ ☹
					☺ ☺ ☹ ☹ ☹
					☺ ☺ ☹ ☹ ☹
					☺ ☺ ☹ ☹ ☹
					☺ ☺ ☹ ☹ ☹
					☺ ☺ ☹ ☹ ☹

NOTE

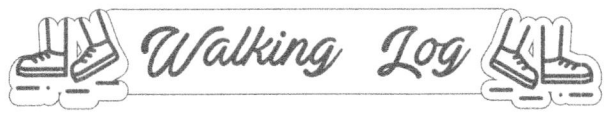

DATE	TIME	LOCATION	DISTANCE	STEPS	I FEEL
					😊 🙂 😔 😣 😫
					😊 🙂 😔 😣 😫
					😊 🙂 😔 😣 😫
					😊 🙂 😔 😣 😫
					😊 🙂 😔 😣 😫
					😊 🙂 😔 😣 😫
					😊 🙂 😔 😣 😫
					😊 🙂 😔 😣 😫
					😊 🙂 😔 😣 😫
					😊 🙂 😔 😣 😫
					😊 🙂 😔 😣 😫
					😊 🙂 😔 😣 😫
					😊 🙂 😔 😣 😫
					😊 🙂 😔 😣 😫
					😊 🙂 😔 😣 😫
					😊 🙂 😔 😣 😫
					😊 🙂 😔 😣 😫

NOTE

Walking Log

DATE	TIME	LOCATION	DISTANCE	STEPS	I FEEL
					😊 😐 😥 😣 😵
					😊 😐 😥 😣 😵
					😊 😐 😥 😣 😵
					😊 😐 😥 😣 😵
					😊 😐 😥 😣 😵
					😊 😐 😥 😣 😵
					😊 😐 😥 😣 😵
					😊 😐 😥 😣 😵
					😊 😐 😥 😣 😵
					😊 😐 😥 😣 😵
					😊 😐 😥 😣 😵
					😊 😐 😥 😣 😵
					😊 😐 😥 😣 😵
					😊 😐 😥 😣 😵
					😊 😐 😥 😣 😵
					😊 😐 😥 😣 😵
					😊 😐 😥 😣 😵
					😊 😐 😥 😣 😵

NOTE

DATE	TIME	LOCATION	DISTANCE	STEPS	I FEEL

NOTE

Walking Log

DATE	TIME	LOCATION	DISTANCE	STEPS	I FEEL
					😊 🙂 😣 😠 😖
					😊 🙂 😣 😠 😖
					😊 🙂 😣 😠 😖
					😊 🙂 😣 😠 😖
					😊 🙂 😣 😠 😖
					😊 🙂 😣 😠 😖
					😊 🙂 😣 😠 😖
					😊 🙂 😣 😠 😖
					😊 🙂 😣 😠 😖
					😊 🙂 😣 😠 😖
					😊 🙂 😣 😠 😖
					😊 🙂 😣 😠 😖
					😊 🙂 😣 😠 😖
					😊 🙂 😣 😠 😖
					😊 🙂 😣 😠 😖
					😊 🙂 😣 😠 😖

NOTE

Walking Log

DATE	TIME	LOCATION	DISTANCE	STEPS	I FEEL
					😊 🙂 😐 😟 😣
					😊 🙂 😐 😟 😣
					😊 🙂 😐 😟 😣
					😊 🙂 😐 😟 😣
					😊 🙂 😐 😟 😣
					😊 🙂 😐 😟 😣
					😊 🙂 😐 😟 😣
					😊 🙂 😐 😟 😣
					😊 🙂 😐 😟 😣
					😊 🙂 😐 😟 😣
					😊 🙂 😐 😟 😣
					😊 🙂 😐 😟 😣
					😊 🙂 😐 😟 😣
					😊 🙂 😐 😟 😣
					😊 🙂 😐 😟 😣
					😊 🙂 😐 😟 😣
					😊 🙂 😐 😟 😣

NOTE

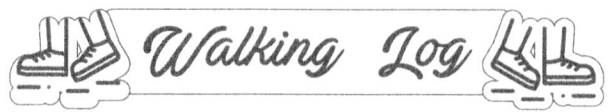

Walking Log

DATE	TIME	LOCATION	DISTANCE	STEPS	I FEEL
					😊 🙂 😔 😠 😣
					😊 🙂 😔 😠 😣
					😊 🙂 😔 😠 😣
					😊 🙂 😔 😠 😣
					😊 🙂 😔 😠 😣
					😊 🙂 😔 😠 😣
					😊 🙂 😔 😠 😣
					😊 🙂 😔 😠 😣
					😊 🙂 😔 😠 😣
					😊 🙂 😔 😠 😣
					😊 🙂 😔 😠 😣
					😊 🙂 😔 😠 😣
					😊 🙂 😔 😠 😣
					😊 🙂 😔 😠 😣
					😊 🙂 😔 😠 😣
					😊 🙂 😔 😠 😣
					😊 🙂 😔 😠 😣

NOTE

DATE	TIME	LOCATION	DISTANCE	STEPS	I FEEL

NOTE

Walking Log

DATE	TIME	LOCATION	DISTANCE	STEPS	I FEEL
					☺ 😐 😖 😠 😢
					☺ 😐 😖 😠 😢
					☺ 😐 😖 😠 😢
					☺ 😐 😖 😠 😢
					☺ 😐 😖 😠 😢
					☺ 😐 😖 😠 😢
					☺ 😐 😖 😠 😢
					☺ 😐 😖 😠 😢
					☺ 😐 😖 😠 😢
					☺ 😐 😖 😠 😢
					☺ 😐 😖 😠 😢
					☺ 😐 😖 😠 😢
					☺ 😐 😖 😠 😢
					☺ 😐 😖 😠 😢
					☺ 😐 😖 😠 😢
					☺ 😐 😖 😠 😢
					☺ 😐 😖 😠 😢

NOTE

Printed in Great Britain
by Amazon

57912759R00069